Romina M. Rejala

Plastinación y Diafanización

Romina M. Rejala

# Plastinación y Diafanización

## Alternativas Metodológicas para la Enseñanza de la Anatomía Veterinaria y su Aprendizaje Significativo

Editorial Académica Española

**Imprint**


Cover image: www.ingimage.com

Publisher:
Editorial Académica Española
is a trademark of
International Book Market Service Ltd., member of OmniScriptum Publishing Group
17 Meldrum Street, Beau Bassin 71504, Mauritius
Printed at: see last page
**ISBN: 978-620-0-41159-4**

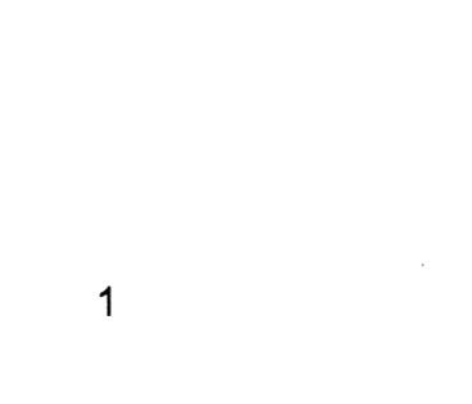

**COLABORADORES**

**TERESITA ÁLVAREZ RAMÍREZ.** Doctora en Ciencias Veterinarias. Especialista en Técnicas y Procedimientos para la preparación de Tesis. Magister en Educación, con énfasis en Gestión Educativa Facultad de Ciencias Veterinarias, Docente técnico. Universidad Nacional de Asunción

**FERNANDA ACEVEDO.** Estudiante de 4to año. Ciencias Veterinarias Agrarias y Ambientales Universidad Autónoma del Sur

**SANDRA YANINA ACOSTA BENÍTEZ.** Estudiante de 3er. año. Ciencias Veterinarias Agrarias y Ambientales Universidad Autónoma del Sur

**DIANA ACUÑA.** Estudiante de 4to año. Ciencias Veterinarias Agrarias y Ambientales Universidad Autónoma del Sur

**ENRIQUE DAVID ACUÑA RAMOS.** Estudiante de 3er. año. Ciencias Veterinarias Agrarias y Ambientales Universidad Autónoma del Sur

**KAREN ELIZABETH ACUÑA.** Lic. Nutrición Humana. Estudiante de 3er. año. Ciencias Veterinarias Agrarias y Ambientales Universidad Autónoma del Sur

**ÁGATA ALBORNO.** Estudiante de 4to año. Ciencias Veterinarias Agrarias y Ambientales Universidad Autónoma del Sur

**AILEN ALVARENGA.** Estudiante de 4to año. Ciencias Veterinarias Agrarias y Ambientales Universidad Autónoma del Sur

**NILSA ISABEL ALVARENGA ACEVEDO.** Lic. Enfermería. Estudiante de 3er.año. Ciencias Veterinarias Agrarias y Ambientales Universidad Autónoma del Sur

**LUCÍA ÁLVAREZ.** Estudiante de 3er. año. Ciencias Veterinarias Agrarias y Ambientales Universidad Autónoma del Sur

**CARLOS AMARILLA.** Estudiante de 4to año. Ciencias Veterinarias Agrarias y Ambientales Universidad Autónoma del Sur

**JUAN CARLOS ARZAMENDIA RICARDO.** Estudiante de 3er. año. Ciencias Veterinarias Agrarias y Ambientales Universidad Autónoma del Sur

**DIVINA AURORA AYALA PICCO.** Estudiante de 3er. año. Ciencias Veterinarias Agrarias y Ambientales Universidad Autónoma del Sur

**GUILLERMO BÁEZ.** Estudiante de 3er. año. Ciencias Veterinarias Agrarias y Ambientales Universidad Autónoma del Sur

**JUAN BÁEZ.** Estudiante de 4to. año. Ciencias Veterinarias Agrarias y Ambientales Universidad Autónoma del Sur

**CARMEN BARRIOS IRALA.** Estudiante de 3er. año. Ciencias Veterinarias Agrarias y Ambientales Universidad Autónoma del Sur

**TANIA GUADALUPE BENEGAS MEAURIO.** Estudiante de 3er. año. Ciencias Veterinarias Agrarias y Ambientales Universidad Autónoma del Sur

**YOLANDA TERESITA BOGADO SANTACRUZ.** Estudiante de 3er. año. Ciencias Veterinarias Agrarias y Ambientales Universidad Autónoma del Sur

**NATASHA KRISTINE BURGER MEINHOLD AGUAYO.** Estudiante de 3er. año. Ciencias Veterinarias Agrarias y Ambientales Universidad Autónoma del Sur

**CELMA JOSEFINA CANTERO PÉREZ.** Estudiante de 3er. año. Ciencias Veterinarias Agrarias y Ambientales Universidad Autónoma del Sur

**CHRISTIAN CAÑETE.** Estudiante de 4to. año. Ciencias Veterinarias Agrarias y Ambientales Universidad Autónoma del Sur

**SEBASTIÁN MANUEL CAÑETE MEZA.** Estudiante de 3er. año. Ciencias Veterinarias Agrarias y Ambientales Universidad Autónoma del Sur

**AYESA CORONEL.** Estudiante de 4to. año. Ciencias Veterinarias Agrarias y Ambientales Universidad Autónoma del Sur

**SARA CORONEL.** Estudiante de 4to.año. Ciencias Veterinarias Agrarias y Ambientales Universidad Autónoma del Sur

**SADY GISSELLE CUBILLA CABAÑAS.** Estudiante de 3er. año. Ciencias Veterinarias Agrarias y Ambientales Universidad Autónoma del Sur

**IGNACIO GERMAN BENICIO DÁVALOS GODOY.** Lic. Radiología e imágenes. Docente titular de la cátedra de Radiología Veterinaria. Universidad Autónoma del Sur. Estudiante de 3er. año. Ciencias Veterinarias Agrarias y Ambientales Universidad Autónoma del Sur

**LORENA DELGADO.** Estudiante de 4to. año. Ciencias Veterinarias Agrarias y Ambientales Universidad Autónoma del Sur

**PEDRO ANÍBAL DÍAZ CABRERA.** Estudiante de 3er. año. Ciencias Veterinarias Agrarias y Ambientales Universidad Autónoma del Sur

**LIZ DÁMARY DUARTE VILLAVERDE.** Estudiante de 3er. año. Ciencias Veterinarias Agrarias y Ambientales Universidad Autónoma del Sur

**FLORENCIA BELÉN ESCOBAR DUARTE.** Estudiante de 3er. año. Ciencias Veterinarias Agrarias y Ambientales Universidad Autónoma del Sur

**NOELIA ESPINOZA MAIDANA.** Estudiante de 3er. año. Ciencias Veterinarias Agrarias y Ambientales Universidad Autónoma del Sur

**RAMONA EUGSTER.** Estudiante de 4to. año. Ciencias Veterinarias Agrarias y Ambientales Universidad Autónoma del Sur

**EDGAR DAVID FERNÁNDEZ BAZÁN.** Estudiante de 3er. año. Ciencias Veterinarias Agrarias y Ambientales Universidad Autónoma del Sur

**VITALINO JULIÁN FERRARI MOREL.** Estudiante de 3er. año. Ciencias Veterinarias Agrarias y Ambientales Universidad Autónoma del Sur

**BLAS ARMANDO FLEITAS REYES.** Estudiante de 3er. año. Ciencias Veterinarias Agrarias y Ambientales Universidad Autónoma del Sur

**ARACELI NOEMÍ FLORENTÍN SOSA.** Estudiante de 3er. año. Ciencias Veterinarias Agrarias y Ambientales Universidad Autónoma del Sur

**MARÍA FERNANDA GABAGLIO CANTERO.** Estudiante de 3er. año. Ciencias Veterinarias Agrarias y Ambientales Universidad Autónoma del Sur

**OSMAR NICOLÁS GALARZA MERELES.** Estudiante de 3er. año. Ciencias Veterinarias Agrarias y Ambientales Universidad Autónoma del Sur

**MARÍA FÁTIMA GALEANO AÑAZCO.** Estudiante de 3er. año. Ciencias Veterinarias Agrarias y Ambientales Universidad Autónoma del Sur

**FANNY LARISSA GAYOSO QUIÑONEZ.** Estudiante de 3er. año. Ciencias Veterinarias Agrarias y Ambientales Universidad Autónoma del Sur

**EDUARDO JAVIER GIMÉNEZ GÓMEZ.** Estudiante de 3er. año. Ciencias Veterinarias Agrarias y Ambientales Universidad Autónoma del Sur

**JAVIER MANUEL GIMÉNEZ NÚÑEZ.** Estudiante de 3er. año. Ciencias Veterinarias Agrarias y Ambientales Universidad Autónoma del Sur

**ESTEBAN MARCELO GLITZ OJEDA.** Estudiante de 3er. año. Ciencias Veterinarias Agrarias y Ambientales Universidad Autónoma del Sur

**JORGE EDUARDO GODOY ZÁRATE.** Estudiante de 3er. año. Ciencias Veterinarias Agrarias y Ambientales Universidad Autónoma del Sur

**GUSTAVO JAVIER GÓMEZ LÓPEZ.** Estudiante de 3er. año. Ciencias Veterinarias Agrarias y Ambientales Universidad Autónoma del Sur

**SIOMARA VIOLETA GÓMEZ RODRÍGUEZ.** Estudiante de 3er. año. Ciencias Veterinarias Agrarias y Ambientales Universidad Autónoma del Sur

**ANA ARACELI GÓMEZ.** Estudiante de 3er. año. Ciencias Veterinarias Agrarias y Ambientales Universidad Autónoma del Sur

**SANDRA GONZÁLEZ.** Estudiante de 3er. año. Ciencias Veterinarias Agrarias y Ambientales Universidad Autónoma del Sur

**SANDRA GONZÁLEZ.** Estudiante de 4to. año. Ciencias Veterinarias Agrarias y Ambientales Universidad Autónoma del Sur

**MAGALÍ GUERIN.** Estudiante de 4to. año. Ciencias Veterinarias Agrarias y Ambientales Universidad Autónoma del Sur

**JANINA HIEBERT BRAWN.** Estudiante de 3er. año. Ciencias Veterinarias Agrarias y Ambientales Universidad Autónoma del Sur

**ANA FABIOLA KÜCK.** Estudiante de 3er. año. Ciencias Veterinarias Agrarias y Ambientales Universidad Autónoma del Sur

**GABRIELA DESIREET LÓPEZ BARRIOS.** Estudiante de 3er. año. Ciencias Veterinarias Agrarias y Ambientales Universidad Autónoma del Sur

**MARÍA ZUNILDA MAIDANA ROMERO.** Estudiante de 3er. año. Ciencias Veterinarias Agrarias y Ambientales Universidad Autónoma del Sur

**PABLO MARTÍNEZ.** Estudiante de 4to. año. Ciencias Veterinarias Agrarias y Ambientales Universidad Autónoma del Sur

**LAURA MÉNDEZ.** Estudiante de 4to.año. Ciencias Veterinarias Agrarias y Ambientales Universidad Autónoma del Sur

**YOHANA JAZMÍN MERCADO SEGOVIA.** Estudiante de 3er. año. Ciencias Veterinarias Agrarias y Ambientales Universidad Autónoma del Sur

**SOFÍA LARIZA MEZA ACHUCARRO.** Estudiante de 4to. año. Ciencias Veterinarias Agrarias y Ambientales Universidad Autónoma del Sur

**GIULIANA MIÑO MEDINA.** Estudiante de 3er. año. Ciencias Veterinarias Agrarias y Ambientales Universidad Autónoma del Sur

**ESTEFANI MOREIRA AQUINO.** Estudiante de 3er. año. Ciencias Veterinarias Agrarias y Ambientales Universidad Autónoma del Sur

**DIEGO NOGUERA.** Estudiante de 4to.año. Ciencias Veterinarias Agrarias y Ambientales Universidad Autónoma del Sur

**MONTSERRAT NOGUERA LEIVA.** Estudiante de 3er. año. Ciencias Veterinarias Agrarias y Ambientales Universidad Autónoma del Sur

**ZASHA BEATRIZ NOTARIO RECALDE.** Estudiante de 3er. año. Ciencias Veterinarias Agrarias y Ambientales Universidad Autónoma del Sur

**MISAEL ISABELINO NÚÑEZ BARRETO.** Estudiante de 3er. año. Ciencias Veterinarias Agrarias y Ambientales Universidad Autónoma del Sur

**CÉSAR TOMÁS ANTONIO ORTÍZ ACOSTA.** Estudiante de 3er. año. Ciencias Veterinarias Agrarias y Ambientales Universidad Autónoma del Sur

**KAMILA ORTÍZ.** Estudiante de 4to. año. Ciencias Veterinarias Agrarias y Ambientales Universidad Autónoma del Sur

**JOSÉ MARÍA OVELAR LÓPEZ.** Estudiante de 3er. año. Ciencias Veterinarias Agrarias y Ambientales Universidad Autónoma del Sur

**MARÍA BELÉN PANIAGUA ROMERO.** Estudiante de 3er. año. Ciencias Veterinarias Agrarias y Ambientales Universidad Autónoma del Sur

**JIMMY AGUSTÍN PEDROZO GALEANO.** Estudiante de 3er. año. Ciencias Veterinarias Agrarias y Ambientales Universidad Autónoma del Sur

**GABRIELA PÉREZ FERNÁNDEZ.** Estudiante de 3er. año. Ciencias Veterinarias Agrarias y Ambientales Universidad Autónoma del Sur

**BELÉN PORTELA.** Estudiante de 3er. año. Ciencias Veterinarias Agrarias y Ambientales Universidad Autónoma del Sur

**MIGUELA RAMÍREZ.** Estudiante de 3er. año. Ciencias Veterinarias Agrarias y Ambientales Universidad Autónoma del Sur

**SAMANTHA MAGALÍ RAMÍREZ GONZÁLEZ.** Estudiante de 3er. año. Ciencias Veterinarias Agrarias y Ambientales Universidad Autónoma del Sur

**LETICIA RECALDE RUÍZ DÍAZ.** Estudiante de 3er. año. Ciencias Veterinarias Agrarias y Ambientales Universidad Autónoma del Sur

**WILMAN RIBERA MERCADO.** Estudiante de 3er. año. Ciencias Veterinarias Agrarias y Ambientales Universidad Autónoma del Sur

**GRISELDA MARLENE RÍOS PEREIRA.** Estudiante de 3er. año. Ciencias Veterinarias Agrarias y Ambientales Universidad Autónoma del Sur

**LILIANA MARIEL ROBERT DE ADAMCZUK.** Estudiante de 3er. año. Ciencias Veterinarias Agrarias y Ambientales Universidad Autónoma del Sur

**ANGÉLICA ROMERO.** Docente de E.E.B. en el área de Ciencias Naturales. Estudiante de 4to. año. Ciencias Veterinarias Agrarias y Ambientales Universidad Autónoma del Sur

**ANA BELÉN RUÍZ LEZCANO.** Estudiante de 3er. año. Ciencias Veterinarias Agrarias y Ambientales Universidad Autónoma del Sur

**SUSAN SAMANIEGO.** Estudiante de 4to. año. Ciencias Veterinarias Agrarias y Ambientales Universidad Autónoma del Sur

**TANIA JAZMÍN SÁNCHEZ CORONEL.** Estudiante de 3er. año. Ciencias Veterinarias Agrarias y Ambientales Universidad Autónoma del Sur

**YANINA SERAFINI.** Estudiante de 4to. año. Ciencias Veterinarias Agrarias y Ambientales Universidad Autónoma del Sur

**OLGA ELIZABETH SERVÍN ARAUJO.** Estudiante de 3er. año. Ciencias Veterinarias Agrarias y Ambientales Universidad Autónoma del Sur

**PABLO SIRAI.** Estudiante de 4to. año. Ciencias Veterinarias Agrarias y Ambientales Universidad Autónoma del Sur

**KEVIN NICOLÁS SOSA.** Estudiante de 3er. año. Ciencias Veterinarias Agrarias y Ambientales Universidad Autónoma del Sur

**MARÍA CAMILA VÁZQUEZ BRITOS.** Técnica Superior en Administración de Farmacias. Estudiante de 3er. año. Ciencias Veterinarias Agrarias y Ambientales Universidad Autónoma del Sur

**SANDRA CAROLINA VERA ZARACHO.** Estudiante de 3er. año. Ciencias Veterinarias Agrarias y Ambientales Universidad Autónoma del Sur

**SANTIAGO FIDEL VERA.** Estudiante de 3er. año. Ciencias Veterinarias Agrarias y Ambientales Universidad Autónoma del Sur

**VIVIAN CLAUDELINA VILLABA ORTÍZ.** Estudiante de 3er. año. Ciencias Veterinarias Agrarias y Ambientales Universidad Autónoma del Sur

**LEIDY VILLALBA RUÍZ.** Estudiante de 3er. año. Ciencias Veterinarias Agrarias y Ambientales Universidad Autónoma del Sur

**DAHIANA MARÍA VIVEROS DARMANÁS.** Estudiante de 3er. año. Ciencias Veterinarias Agrarias y Ambientales Universidad Autónoma del Sur

**JOSÉ VERA.** Estudiante de 4to. año. Ciencias Veterinarias Agrarias y Ambientales Universidad Autónoma del Sur

**ADRIANA MARÍA VOLPE MAZÓ.** Lic. Nutrición Humana. Estudiante de 3er. año. Ciencias Veterinarias Agrarias y Ambientales Universidad Autónoma del Sur

**MONZERRATH ZAYAS.** Estudiante de 3er. año. Ciencias Veterinarias Agrarias y Ambientales Universidad Autónoma del Sur

## PRESENTACIÓN

Al leer el nombre de este material probablemente crean que está lleno de complejas formas para lograr que los estudiantes puedan asimilar una de las asignaturas básicas de la carrera de Ciencias Veterinarias, sin embargo, solo se citan dos técnicas, las cuales se deben combinar con suficiente constancia, paciencia y verdadero gusto por el seguimiento de los procesos, y al hablar de procesos, no es sobre los procesos de las técnicas precisamente, sino de los procesos de cada estudiante, de sus aciertos y desaciertos, de las dificultades que algunas veces se presentarán dentro de los equipos de trabajo, de las veces que muchos querrán dejar hasta ahí la carrera porque resulta que "está complicada", es importante que cada docente que decida poner en práctica los protocolos de este manual comprenda que su labor, no solo será esperar resultados, sino producirlos con los estudiantes para poder disfrutar de ellos también en conjunto.

## DEDICATORIA

A aquellos que fueron, son y serán estudiantes de anatomía, deseo que los conocimientos que obtengan a partir de la asignatura sean tan productivos como para que alguna vez decidan compartirlos con otros, y que la formación profesional sea una constante en sus vidas.

A mi maestra de anatomía, la Dra. Teresita Álvarez, que las aulas sigan teniendo el honor de tenerte en ellas, y que sigamos sumando quienes recibimos tus valiosas enseñanzas.

A mi primera sobrina, que cada día me enseña mucho más que anatomía.

## AGRADECIMIENTOS

A mi familia, que no es perfecta, pero es real, y está presente.

Al compañero que elegí para todos mis días, gracias por impulsarme siempre!

A mis amigos y amigas, que son pocos pero demasiado valiosos.

A mis compañeros y compañeras de postgrado, porque me ayudan a crecer con sus aportes diarios.

A mis maestros, gracias porque de alguna forma, todos me hicieron crecer para llegar al éxito.

A mis alumnas y alumnos, gracias por inspirarme a ser una mejor versión de mí para ustedes, son geniales!

**ÍNDICE**

## INTRODUCCIÓN

En el enfoque por competencias, los conocimientos no son los más importantes, sino el uso que se hace de ellos en situaciones específicas de la vida personal, social y profesional. Morales Salas, Rubí Estela (2018). Planificar la enseñanza desde un modelo basado en competencias le proporcionará armas al estudiante para enfrentar los retos que plantea una sociedad en constante cambio por los avances vertiginosos de la ciencia y la tecnología, así como los retos propios de una práctica profesional concreta. Murillo Pacheco, Hortensia. (2010). Alcanzar un aprendizaje significativo es un logro que permitirá a los estudiantes aplicar sus conocimientos en las áreas específicas donde les toque desenvolverse por cuestiones profesionales, más allá de las aulas y de los exámenes teóricos que impone el sistema y que muchas veces no permiten que el estudiante desarrolle todas sus potencialidades. Por otro lado, a los docentes se les plantean situaciones diferentes cada día, y la innovación debe formar parte del ejercicio de sus funciones para evitar caer en la rutina.

A partir de este material, se espera poder aportar tanto a docentes como a estudiantes recursos que sean útiles en el proceso de enseñanza- aprendizaje. Es imprescindible a su vez que al recibir la información estén dispuestos a desarrollar prácticas innovadoras que tal vez sean cuestionadas en algún momento por sus pares, lo cual no debería ser un motivo para abandonar la metodología, más bien para tomar el desafío y demostrar avances positivos y constructivos que ejemplifiquen que las innovaciones en torno a la educación y el escape de lo convencional puede representar un paso hacia el progreso siempre, y que se recuerde en todo momento que tal como como recitaba el prefacio a la quinta edición de uno de los mejores libros de anatomía escritos; "la Anatomía no es una ciencia muerta. Es un tema vivo, objeto de una constante investigación científica. También es el fundamento de todo el conocimiento biológico". Sisson- Grossman (2005).

## I- LA AVENTURA DE ENSEÑAR ANATOMÍA...

La dificultad para la adquisición de piezas anatómicas que permitan realizar disecciones de manera suficiente por los estudiantes es una de las barreras más comunes con las que se encuentran todos los docentes de Anatomía en algún momento de carrera.

La disección de cadáveres ha sido el método de estudio más utilizado en la historia de la medicina veterinaria, y porque no decirlo también de la medicina humana, para llegar al objetivo fundamental del aprendizaje de la anatomía. Son innegables los resultados positivos de esta práctica, que por años, hizo posible la formación de profesionales que con un buen grado de conocimientos en el área, desempeñan su función de forma idónea. Sin embargo, la inexistencia en el país, de una verdadera morgue veterinaria que pueda proveer de cuerpos a las diferentes universidades, al menos en cantidad mínima para las cátedras de áreas específicas, y aún si existiera, la falta de apertura mental acerca de la necesidad de las prácticas, han disminuido la posibilidad de realizar disecciones de manera suficiente por los estudiantes.

Ante esta realidad, se hace necesaria la exploración y el abordaje de técnicas para la conservación de piezas anatómicas que sirvan de material docente para la enseñanza de la anatomía, y que a la vez posibiliten acercar a los estudiantes a experimentar métodos innovadores para la comprensión y adquisición de saberes referentes a la cátedra.

Posibilitar y facilitar el aprendizaje de esta asignatura es todo un reto para el docente, pero a la vez representa la oportunidad del despliegue de creatividad de su parte para crear nuevas alternativas que permitan desarrollar su cátedra de la manera más efectiva posible.

## II- LOS ESTUDIANTES Y LA ANATOMÍA

Era un día martes a las 18 y algo de la tarde, y alguien decía entre risas que de esta materia solo iban a salir los valientes... (Universidad Autónoma del Sur. 2019. Asunción Paraguay). La anatomía es una asignatura base de las ciencias médicas, no es posible acceder a la comprensión de las materias de años siguientes sin haber adquirido capacidades suficientes a partir de esta, por esto y muchos otros motivos que se señalan más adelante, es muy importante aprender no solo lo básico que se necesita para aprobar, sino todo lo que sea posible descubrir desde la anatomía. Para muchos, puede sonar exagerado, pero la anatomía es un universo lleno de sorpresas, siempre hay algo nuevo por descubrir, y los estudiantes son expertos en eso. No conozco un estudiante de anatomía sin una pizca de curiosidad o mucha, en cada nuevo ciclo hay alguien que quiere saber si las jirafas tienen la misma cantidad de vértebras cervicales que los demás mamíferos, o si en el pene de los perros realmente hay una estructura ósea, o si algún animal puede dar un giro completo a su cabeza, o cuántos huesos tienen las serpientes; son tantas preguntas que serían motivo para otro libro, y sería un honor redactarlo, porque estudiantes con inspiración para las preguntas...¡hay demasiados!

Cuando los estudiantes aprueban las primeras materias generales de la carrera suelen estar muy felices, se sienten empoderados y empoderadas, hasta que llegan a la primera clase de anatomía, todo suena muy raro, los nombres son extraños, los conceptos muy largos y lograr unir los conocimientos parece un pantano impenetrable, se ha llegado a darle la fama de "materia colador" por la cantidad de estudiantes reprobados que se escuchaba que había en la asignatura, los docentes de la materia la mayoría de las veces eran personas con las que nada era negociable y no existía margen de error, ni humano, ni de ninguna especie. Eso debía cambiar, y está cambiando. Los profes de anatomía son geniales!

La anatomía ya no debe ser una materia temida por los estudiantes, es imperante que sea una etapa de la carrera a la que todos deseen llegar para aprender y descubrir los mundos que tiene cada especie desde su estructura más sencilla hasta la más compleja, que quieran experimentar con los cuerpos que alguna vez dieron lo mejor en sus vidas y aún después de eso siguen aportando para futuras generaciones del saber, es necesario fomentar la sensibilidad hacia esos huesos, músculos, órganos que forman parte de un todo que tiene una historia, tal vez encuentren órganos con suturas, huesos fracturados, músculos desgarrados, todos resultados de alguna situación que los marcó de esa forma, y al igual que las marcas que tallan a cada ser humano, deben ser tratados con suavidad y amor, de seguro tuvieron seres que los amaron y que los recuerdan, cada estudiante debe mostrar respeto hacia cada ser vivo que se presenta en su mesa de práctica, porque ese respeto refiere humanidad, y para ser médico; de la especie que sea, hace falta practicar humanidad.

## III- APRENDIZAJE SIGNIFICATIVO DE LA ANATOMÍA Y SU IMPORTANCIA EN LA PROFESIÓN VETERINARIA

¿Cuándo se puede afirmar que el aprendizaje es significativo?, según David Ausubel, es un tipo de aprendizaje en que un estudiante asocia la información nueva con la que ya posee; y es capaz de reajustar y reconstruir ambas informaciones en el proceso, se entiende que la estructura de los conocimientos previos condiciona los nuevos conocimientos y experiencias, y estos, a su vez, modifican y reestructuran aquellos.

Cuando se habla de aprendizaje significativo es importante recordar a las competencias necesarias, en las cuales debe basarse ese aprendizaje, y por sobre todo a las competencias que darán como resultado un profesional apto para resolver los problemas que se le puedan presentar día a día de manera efectiva. Las competencias son el resultado de experiencias integradoras de aprendizaje en que las destrezas, las habilidades y el conocimiento interactúan para formar paquetes de aprendizaje que tienen valor de cambio en relación a la tarea para la cual fueron ensamblados. González, Herrera y Zurita (2008)

La formación basada en competencias se erige como uno de los caminos para acercarse al logro de la calidad deseada en los egresados universitarios. En su inclusión como alternativa educativa, se puede delimitar dos cuestiones que han motivado de forma especial a desarrollar su estudio, valoración y argumentación de su factibilidad de aplicación en la Educación Superior, denotado por:

- Mejorar y disminuir la distancia y contradicción existente entre el título que acredita una graduación universitaria y la demostración de un desempeño de calidad a tono con las exigencias y normativas que imponen los puestos laborales en cada contexto profesional.

- La incoherencia entre los presupuestos teóricos y didácticos empleados por los profesores en las aulas y contextos universitarios, para lograr que los estudiantes realicen una integración armónica de conocimientos, habilidades, hábitos y capacidades en su actuación, al resolver situaciones o problemas profesionales, con una postura ética acorde con los valores y normas de la sociedad y el contexto en que viven.

Considerar la competencia como una cualidad humana, establece su distinción personal en la formación, a través de las relaciones esenciales que se producen entre los diversos saberes, los cuales son adquiridos y se erigen en su integración como una síntesis dialéctica que se connota a partir de los recursos personológicos que posee, utiliza y actualiza el sujeto. Partiendo de las consideraciones anteriores es posible exponer que la competencia es una cualidad humana que se configura como síntesis dialéctica en la integración funcional del saber (conocimientos diversos), saber hacer (habilidades, hábitos, destrezas y capacidades) y saber ser (valores y actitudes) que son movilizados en un desempeño idóneo a partir de los recursos personológicos del sujeto, que le permiten saber estar en un ambiente socioprofesional y humano en correspondencia con las características y exigencias complejas del entorno. (Tejeda D. Rafael. 2013. LA FORMACIÓN BASADA EN COMPETENCIAS EN LA EDUCACIÓN SUPERIOR).

Por consiguiente, el desempeño profesional se constituye en el modo de expresión por el profesional del desarrollo alcanzado en las competencias, las que cualifican y distinguen el cumplimiento de las exigencias socio profesionales y laborales en los contextos donde cumple las actividades, tareas o roles inherente a la realización de las funciones y procesos asociados a la profesión. (Tejeda y Sánchez, 2012).

Desarrollar competencias en el área de la anatomía es absolutamente inherente a la formación de todo aquel estudiante que quiera convertirse en un profesional de las Ciencias Veterinarias, y lograr el aprendizaje significativo respecto a esta asignatura le proporcionará la posibilidad de desempeñarse de manera efectiva y eficiente aún ante situaciones complejas y fuera de la rutina.

## IV- LA DIAFANIZACIÓN COMO ALTERNATIVA METODOLÓGICA PARA EL ESTUDIO ANATÓMICO DE UN PEZ

- **¿Qué es diafanizar?**

La diafanización es una técnica que permite igualar el índice de refracción de la luz del interior de un órgano con el medio que lo contiene, lo que consiste en la transparentización de los mismos, con el fin de poner de manifiesto otras estructuras anatómicas internas. La técnica ya ha sido empleada desde los años 70, permite evidenciar el hueso para su estudio (Rodríguez, 2012). Se realiza la transparencia del músculo a través de la digestión alcalina con hidróxidos y colorante rojo de alizarina con el fin de teñir los huesos, el cual se fija a los fosfatos de calcio que se encuentran en el hueso (Cortés-Delgado y cols., 2009).

- **Materiales necesarios :**

  - ✓ Instrumentales para disección
  - ✓ Frascos o recipientes de vidrio con tapa
  - ✓ Marcador indeleble
  - ✓ Bolsas para desechos patológicos
  - ✓ Cadáveres frescos
  - ✓ Guantes de látex
  - ✓ Tapabocas
  - ✓ Bloc de hojas para anotaciones

- **Insumos químicos:**

  - ✓ Formol al 10%

- ✓ Alcohol al 70%
- ✓ Alcohol al 80 %
- ✓ Alcohol al 96%
- ✓ Xileno
- ✓ Hidróxido de potasio
- ✓ Colorante rojo de alizarina
- ✓ Glicerina

- **Protocolo de diafanización:**

Se desarrolló la técnica con un ejemplar de pez, que fue sacrificado humanitariamente, para posteriormente realizar el procedimiento.

✓ **Fase I:** Se colocó en formol al 10% por 48hs para el proceso de fijación, luego se lavó con agua, posteriormente se procedió a la evisceración.

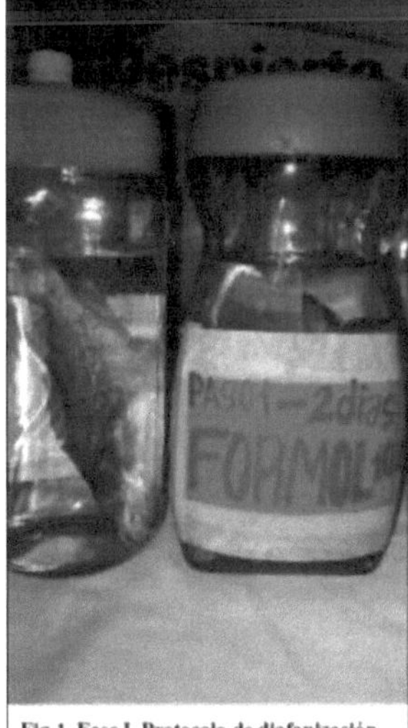


Fig.1. Fase I. Protocolo de diafanización.

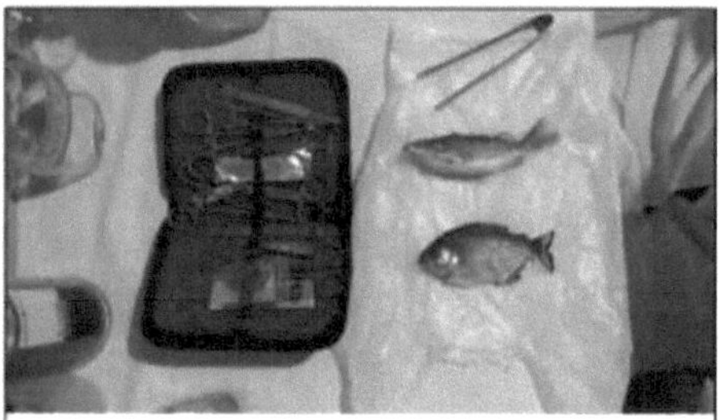

Fig.2. Fase I. Protocolo de diafanización. Preparación para evisceración del espécimen.

- ✓ **Fase II:** Se llevó a cabo la deshidratación del organismo mediante etanol en concentración del 70% durante 48hs, luego se cambió el alcohol a concentración del 80% por otras 48hs, y después se sumergió en etanol al 96% el cual que se renovó cada 12hs, por un lapso de 48hs.

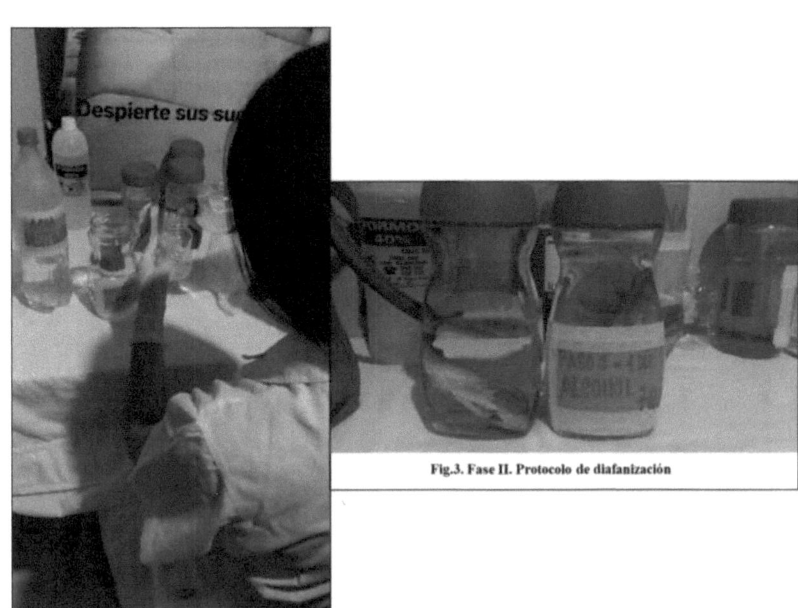


**Fig.3. Fase II. Protocolo de diafanización**

- ✓ **Fase III:** Posteriormente se introdujo en xileno por 72hs.
- ✓ **Fase IV:** Seguidamente colocar el espécimen en hidróxido de potasio al 2% por 12hs.

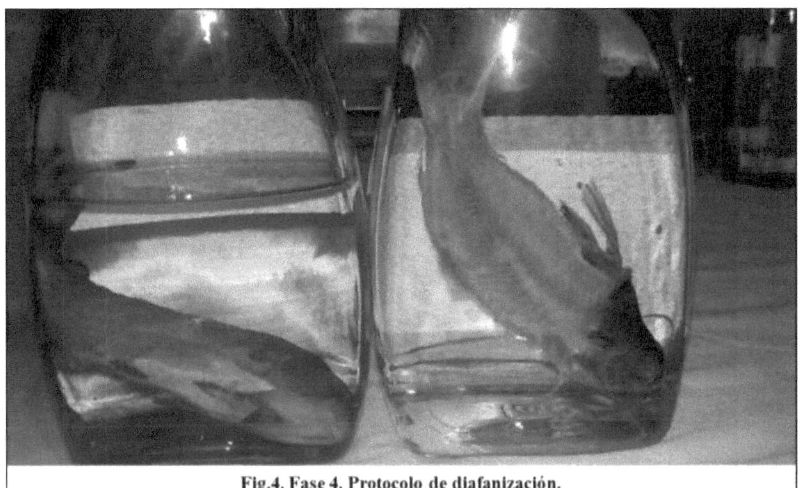

**Fig.4. Fase 4. Protocolo de diafanización.**

- ✓ **Fase V:** Luego fue renovado el KOH al 2% adicionando el colorante rojo alizarina dejándolo por 7hs para la tinción del tejido óseo.
- ✓ **Fase VI:** Luego se introduce en KOH al 2%, más glicerina por 12hs.
- ✓ **Fase VII:** Una vez terminado el proceso de diafanización se colocó en glicerina (100%) para terminar el aclarado del tejido muscular.

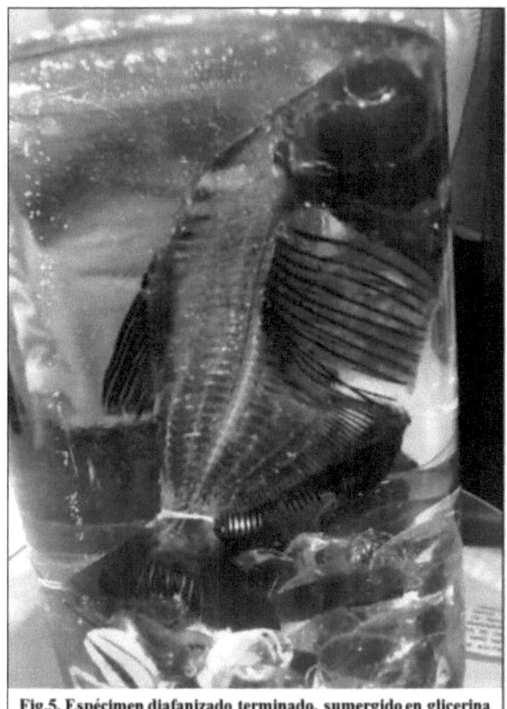

**Fig.5. Espécimen diafanizado terminado, sumergido en glicerina (100%) y teñido con colorante rojo de alizarina.**

- **Resultados**:

Al concluir la técnica de diafanización se puede observar al ejemplar transparente, permitiendo la visualización de las estructuras internas. La transparentación con KOH permitió apreciar el esqueleto completamente teñido y bien definido, lo que facilitó observar cada uno de los huesos, se evidencia que no existen cambios significativos respecto a la morfología normal, ya que desde el inicio hasta el final del proceso se conserva la forma del pez, además se logra un modelo no friable, lo cual facilita su manipulación sin riesgos de daño, por supuesto con los cuidados respectivos.

## V- LA TÉCNICA DE PLASTINACIÓN CON PROTOCOLO EXPERIMENTAL COMO RECURSO ESTRATÉGICO PARA EL ESTUDIO DE ÓRGANOS EN LA CÁTEDRA DE ESPLACNOLOGÍA

- **¿Qué es la plastinación?**

Inventada por el científico y anatomista Dr. Gunther Von Hagens en 1977, la plastinación es el método pionero en detener la descomposición y conservar especímenes anatómicos para la educación médica y científica. La plastinación es el proceso de extraer todos los fluidos corporales y grasa soluble de los especímenes, sustituirlos mediante la impregnación forzada al vacío por resinas reactivas y elastómeros, y a continuación someterlos a un proceso de endurecimiento por medio de la luz, el calor, o ciertos gases, que proporcionan a los especímenes rigidez y permanencia. Según la técnica de plastinación original diseñada por su propio inventor los pasos a seguir para obtener un cuerpo plastinado son los siguientes: **Embalsamamiento y disección anatómica:** El primer paso del proceso supone detener la descomposición bombeando formalina en el cuerpo a través de las arterias. La formalina elimina todas las bacterias y detiene químicamente la descomposición de los tejidos. Utilizando herramientas de disección, se extraen la piel y los tejidos grasos y conectivos al objeto de preparar las estructuras anatómicas individuales.

El propio proceso de la plastinación se basa en dos procesos de intercambio:

**Extracción del agua y la grasa corporales:** En el primer paso, las grasas solubles y el agua contenida en el cuerpo se disuelven mediante la introducción del mismo en un baño de disolventes (p.ej., un baño de acetona).

**Impregnación forzada:** Este segundo proceso de intercambio es el paso fundamental de la plastinación. Durante la impregnación forzada, un polímero reactivo, p.ej. goma silicónica, sustituye a la acetona.

Para lograr esto, el espécimen se sumerge en una solución polimérica y se sitúa en una cámara al vacío. El vacío extrae la acetona del espécimen y ayuda a que el polímero penetre hasta en la última célula.

**Posicionamiento:** Tras la impregnación por vacío, el cuerpo se posiciona de la manera deseada. Cada estructura anatómica se alinea adecuadamente y se fija con la ayuda de alambres, agujas, mordazas y bloques de espuma.

**Curado (endurecimiento):** En el paso final, el espécimen se endurece, según el polímero utilizado, esto se lleva a cabo por medio de gas, luz o calor. La disección y plastinación de un cuerpo completo requiere aproximadamente 1.500 horas de trabajo y se tarda normalmente un año.

**Plastinación laminar:** La plastinación laminar es una forma especial de plastinación. Para este proceso, el cuerpo se congela rápidamente y se corta en láminas de 2 a 8 mm. de espesor. En lugar de silicona, se utiliza resina de poliéster o resina epoxídica para la impregnación.

Hay que tener en cuenta que los especímenes plastinados por el Dr. Von Hagens eran inicialmente cuerpos humanos completos, por lo que el tiempo que tardaba en plastinar uno solo, es mucho mayor al requerido para terminar el proceso en los especímenes elaborados experimentalmente en este trabajo.

- **Plastinación y Anatomía**

En la enseñanza de la Anatomía, el uso de preparaciones cadavéricas sigue siendo el método más eficiente para lograr que el estudiante comprenda y retenga por más tiempo el conocimiento que le será útil en su ejercicio profesional futuro (Bravo & Inzunza 1995, Inzunza & Bravo 1999). La preparación de modelos anatómicos mediante la Técnica de

Plastinación modificada, tendrá como resultado múltiples beneficios para los estudiantes, quienes tendrán acceso a piezas conservadas mediante la técnica más moderna para la preservación macroscópica de material biológico. De igual manera, los docentes de las cátedras asociadas, contarán con un recurso innovador y muy didáctico que facilitará el proceso de enseñanza.

Es importante mencionar que la técnica de plastinación ofrece ventajas ante otras técnicas de conservación. Estas ventajas son: mayor durabilidad de los especímenes una vez plastinados, lo que permite manipular las piezas sin que se produzca daño de la estructura, fidelidad aproximada del color natural y de los detalles anatómicos, además de disminuir el riesgo de exposición a materiales peligrosos constantemente. Y algo no menos importante; no es necesario ningún sistema de conservación para especímenes plastinados, sólo se han de mantener alejados de la luz solar directa y cuando no estén expuestos se han de proteger en bolsas o vitrinas. La plastinación, al igual que muchos inventos revolucionarios, es un concepto simple. (Gunther Von Hagens. Body Worlds. Guía del alumno- 8.)

Lo anteriormente expuesto convierte a la técnica de plastinación en una herramienta favorable para desarrollar en el laboratorio. Si es practicada por los alumnos, estos adquirirán habilidades intelectuales, manuales y de aprendizaje significativo acorde a las metodologías pedagógicas del área.

- **Materiales utilizados en el protocolo experimental**

  ➢ **Insumos químicos:**

  ✓ Formol 40% (500 ml/200 gr. aproximadamente.)

  ✓ Acetona 90% (igual proporción que el formol.)

  ✓ Glicerina líquida

  ✓ Colorantes vegetales de uso gastronómico

- ✓ Piedritas sanitarias para gatos

- ➢ **Materiales:**
- ✓ Hojas de acetato (se pueden obtener reciclando placas radiográficas en desuso)
- ✓ Clips tipo blinder
- ✓ Recipientes de vidrio con tapa
- ✓ Bolsas para desechos patológicos
- ✓ Órganos
- ✓ Guantes de látex
- ✓ Tapabocas
- ✓ Lentes protectores
- ✓ Bloc de hojas para anotaciones
- ✓ Guardapolvo

- ➢ **Instrumentos de medición:**
- ✓ Acetonómetro con termómetro graduado a 20°
- ✓ Gramera

- **Protocolo de plastinación:**

Para llevar a cabo este protocolo experimental se realizan algunas modificaciones; se utilizan otras sustancias químicas distintas a las mencionadas en el protocolo original, pero con los mismos efectos en los especímenes, ya que las mismas no están disponibles en todos los países del mundo y si lo están, los costos son muy elevados y escapan a la capacidad adquisitiva de los estudiantes involucrados, además no se realiza la impregnación de forma forzada utilizando la cámara de vacío, y el método de secado no utiliza gases. Todas las estructuras sometidas a plastinación pertenecieron a animales, algunas fueron obtenidas de carnicerías de supermercados, otras de frigoríficos, y otras de mascotas que murieron en accidentes y cuyos cuerpos fueron donados por los propietarios para el efecto, ningún animal fue sacrificado exclusivamente para el trabajo. Si bien, en las imágenes se apreciarán varios órganos, las fases del proceso serán descriptas de manera general, y luego se ofrecerán detalles breves del proceso de cada una.

### ➢ Selección, limpieza, disección y cortes

Para iniciar, luego de seleccionar las estructuras orgánicas, se procedió a limpiarlas con abundante agua a chorros, se les retiraron restos de otros órganos que pudieron quedar adheridos, así como restos de grasa y coágulos de sangre en caso de poseer estructuras tubulares, como por ejemplo, el corazón. También se realizaron los cortes de algunos órganos macizos como los riñones, para practicar la plastinación laminada. Para estos efectos se utilizaron instrumentales de disección, como bisturí, pinzas diente de ratón, tijeras rectas y curvas y sondas acanaladas, para realizar los cortes se utilizó una feteadora de fiambres de tipo familiar. Luego de la limpieza y los cortes de las estructuras se pesa cada una para establecer criterios de medición y poder determinar al final del proceso qué tanta pérdida de peso se da en cada órgano. Los órganos que fueron cortados con la feteadora se colocan en medio de hojas de acetato recortadas según el tamaño del corte, es preciso que a cada lado sobren al menos dos centímetros para que se sujeten con clips tipo blinder dejando espacios entre los clips para permitir el paso de la sustancia en la que se encuentra sumergido.

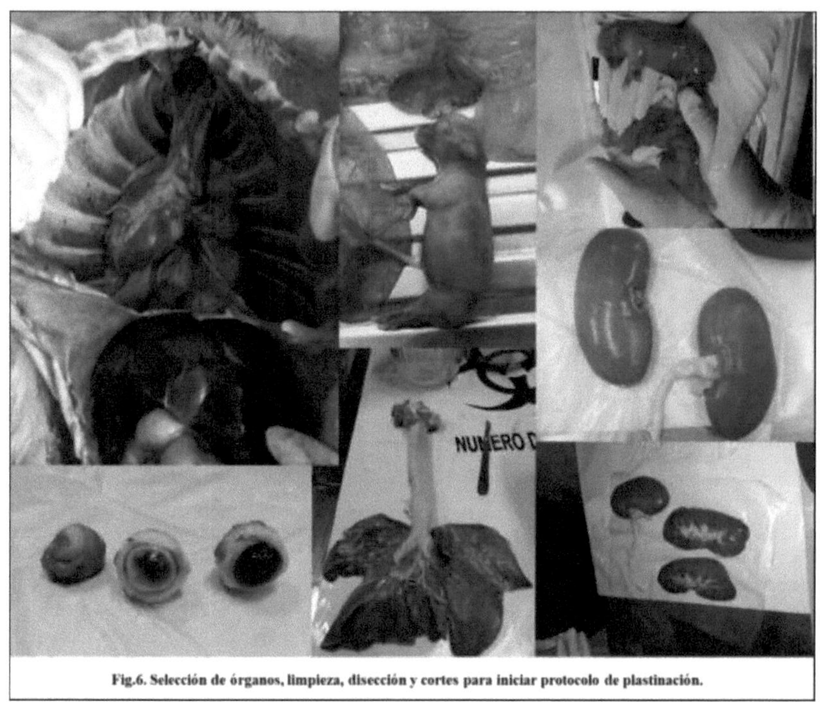

Fig.6. Selección de órganos, limpieza, disección y cortes para iniciar protocolo de plastinación.

### ➢ Fase de fijación

En esta fase la sustancia química de elección fue el formol en concentración del 40%, se introdujeron las estructuras dentro de recipientes de vidrio previamente cargadas con formol, el propósito es detener la descomposición de los tejidos y la proliferación microbiana, a partir de aquí se debe cuidar que las estructuras siempre queden completamente sumergidas en la sustancia química que sea que se encuentren. El tiempo que cada una pase sumergida en este medio no debe pasar de cuatro a cinco días, ya que el formol provoca el endurecimiento de la estructura y la palidez progresiva, lo que luego cuesta recuperar en las siguientes fases. Es recomendable pesar nuevamente los órganos al finalizar esta fase. Si se utilizan los mismos recipientes para todas las fases se deben lavar adecuadamente para retirar todos los restos de químicos que puedan quedar antes de cargarlos nuevamente.

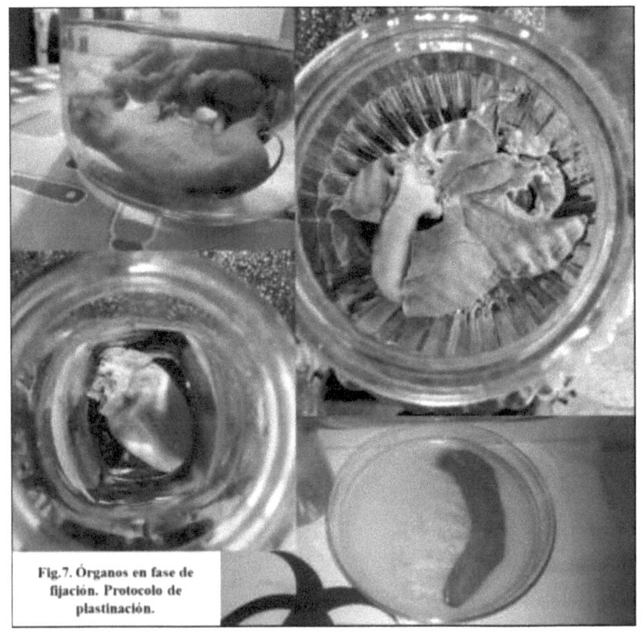

Fig.7. Órganos en fase de fijación. Protocolo de plastinación.

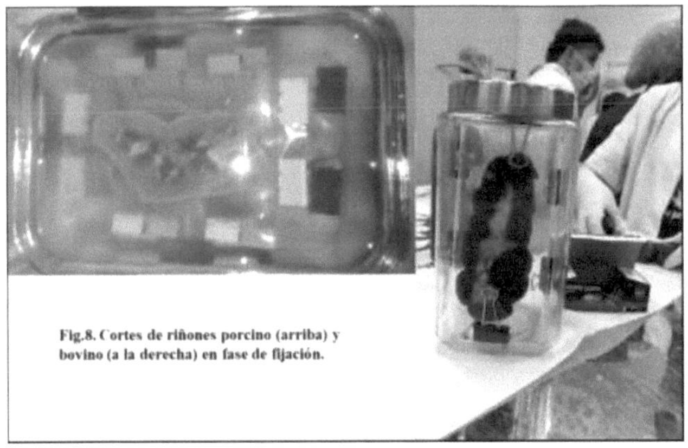

Fig.8. Cortes de riñones porcino (arriba) y bovino (a la derecha) en fase de fijación.

### ➢ Fase de desengrase

Para la fase de desengrase se utilizó acetona, se realizan varios cambios de la misma hasta que toda la grasa es extraída del órgano, para determinar que la estructura estaba lista para pasar al siguiente paso se utilizó un acetonómetro para medir la pureza de la acetona a medida que avanzaban los días, se consideró que la estructura estaba lista para pasar al siguiente paso cuando la acetona permanecía sin restos de grasa luego de 48 hs de haber sumergido la misma en un nuevo baño.

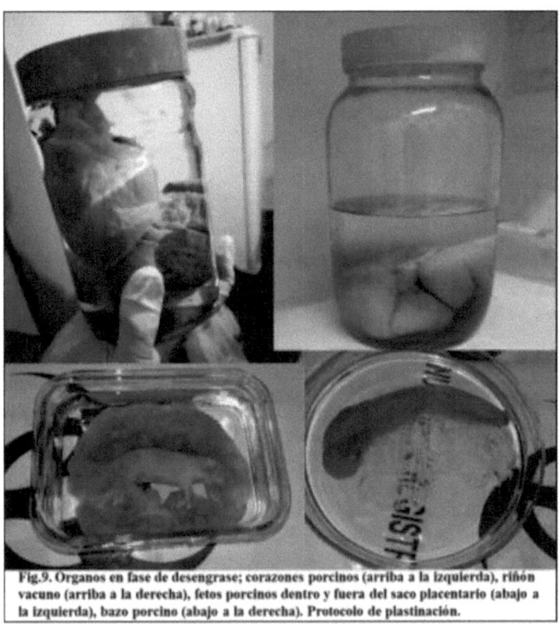

**Fig.9. Organos en fase de desengrase; corazones porcinos (arriba a la izquierda), riñón vacuno (arriba a la derecha), fetos porcinos dentro y fuera del saco placentario (abajo a la izquierda), bazo porcino (abajo a la derecha). Protocolo de plastinación.**

### ➢ Fase de impregnación y coloración

Debido a la dificultad para acceder a las resinas epóxicas y a las siliconas, para esta fase se optó por la utilización de glicerina a la cual se le añadieron los colorantes de elección para cada órgano, las sustancias utilizadas para colorear fueron colorantes vegetales de uso gastronómico, al igual que en las otras fases se sumergieron los órganos en recipientes de vidrio hasta quedar completamente cubiertos, los colorantes fueron escogidos por los estudiantes teniendo en cuenta el color aproximado de la estructura en el animal vivo. El tiempo aproximado de impregnación tanto de la glicerina y del colorante fueron de 21 días para la mayoría de los órganos. Si se desea se pueden agregar unas gotas de alguna esencia deseada a la glicerina para obtener piezas con diferentes aromas (ya es arte).

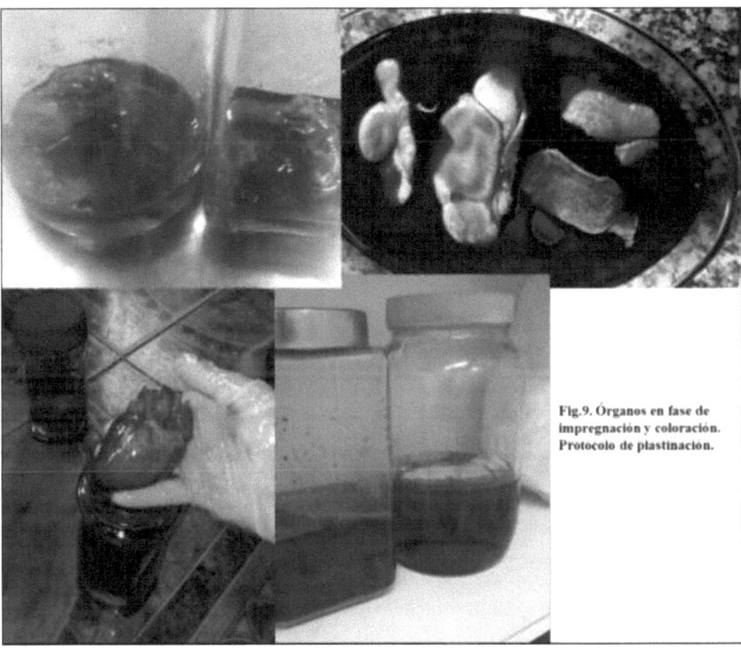

**Fig.9. Órganos en fase de impregnación y coloración. Protocolo de plastinación.**

➢ **Fase de curado o secado**

Para la finalización del protocolo se retiran las piezas de la glicerina y se secan con papel de cocina, hasta que no quedan restos de glicerina visibles, hecho esto, se envuelve la pieza en una hoja de papel y se coloca por última vez en un recipiente de vidrio al que previamente se le agregan piedritas sanitarias para gatos hasta la mitad, luego se introduce el órgano y se completa con las piedritas hasta cubrir completamente la pieza. Se controla cada tres a cinco días y se cambia la hoja de papel con la que se envuelve, la mayoría de las piezas estuvo lista entre el día quince y el dieciocho.

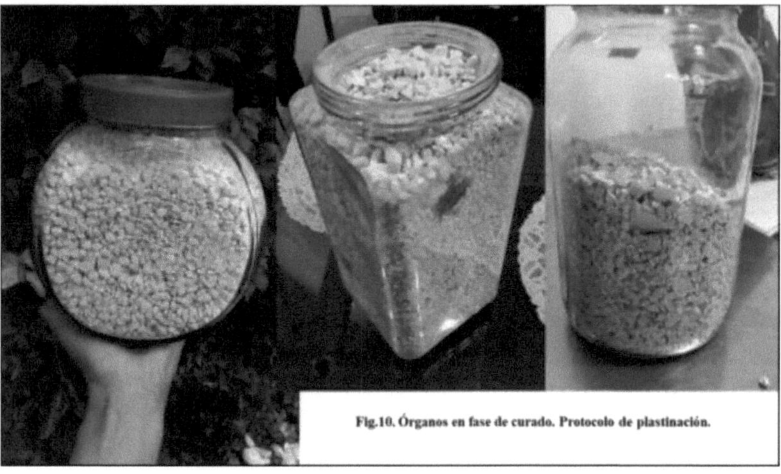

Fig.10. Órganos en fase de curado. Protocolo de plastinación.

- **Resultados:**

Se obtuvieron 21 órganos y 7 cortes plastinados al final del proceso de plastinación, todos los modelos mantuvieron su morfología natural sin presentar deformaciones, los cambios más evidentes se manifiestan en el peso, el cual se pierde en cantidades relativas durante la fase de desengrase, dependiendo de qué tanto contenido de grasa contenga cada estructura. La utilización de las piedritas sanitarias para el proceso de curado fue exitosa para todos los modelos, los cuales quedaron totalmente secos, al igual que los colorantes utilizados otorgaron una tinción uniforme que representa la apariencia fiel de los órganos en fresco. A partir de estos resultados se confirma que el protocolo es válido para ser desarrollado en un laboratorio de anatomía con mínimos requerimientos, de forma accesible y posibilita la obtención de piezas listas para ser de gran apoyo tanto a estudiantes como a docentes de manera permanente, y sin exposición constante a químicos que puedan dañar la salud, así como también pueden ser utilizadas fuera del laboratorio y transportadas sin mayores cuidados que protegerlos del calor y humedad extremos.

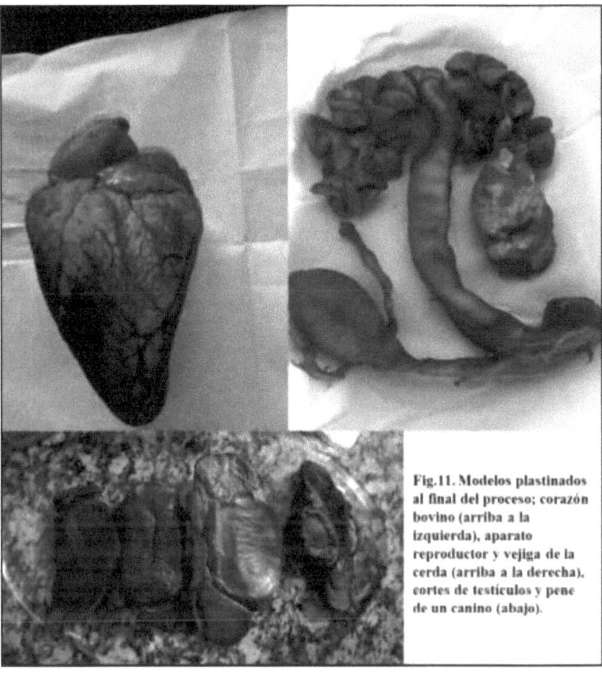

**Fig.11. Modelos plastinados al final del proceso; corazón bovino (arriba a la izquierda), aparato reproductor y vejiga de la cerda (arriba a la derecha), cortes de testículos y pene de un canino (abajo).**

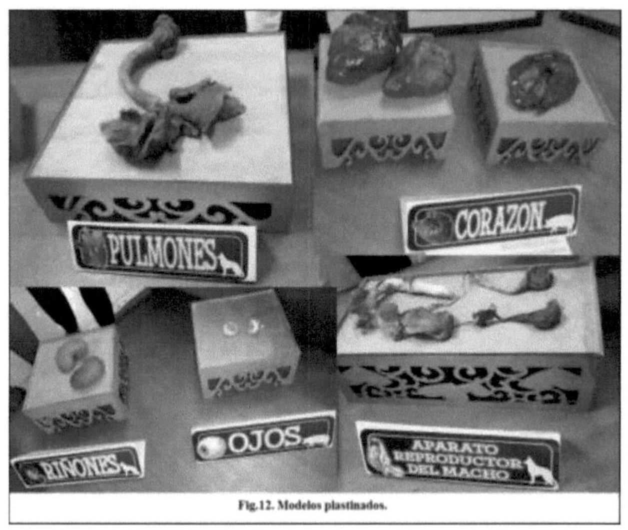

Fig.12. Modelos plastinados.

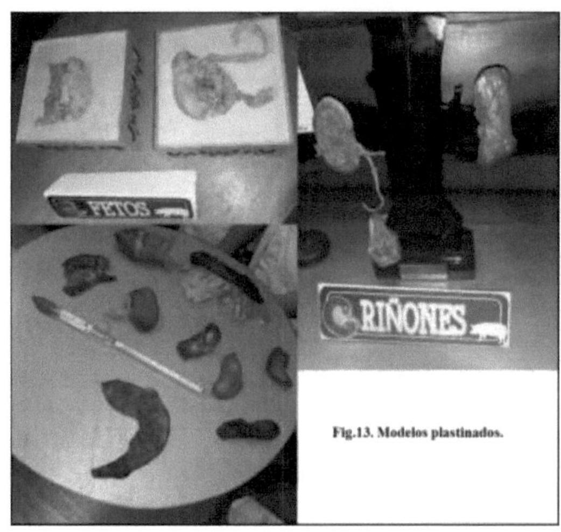

Fig.13. Modelos plastinados.

## VI- LAS TÉCNICAS DE CONSERVACIÓN DE ESPECÍMENES PARA LA PRODUCCIÓN DE RECURSOS DIDÁCTICOS PERMANENTES

Actualmente, los docentes del ámbito universitario, específicamente del área de las Ciencias Veterinarias, se encuentran constantemente con la problemática de la falta de adquisición de cadáveres para las prácticas de áreas específicas y básicas dentro del proceso de formación de los estudiantes, en este caso, la cátedra de Anatomía.

No obstante, constantemente se buscan estrategias metodológicas que permitan lograr el afianzamiento con la cátedra y motivar a los estudiantes al estudio de la anatomía, lo cual realmente no se consigue fácilmente, no como se menciona con frecuencia por la dificultad de los contenidos de la materia, sino más bien porque es una cátedra que se dicta en los primeros dos años de la carrera, situando al alumno en el inicio de una carrera que de hecho ya se sabe extensa, proporcionándosele innumerables materiales de lectura los cuales en realidad no le proporcionan todo el conocimiento práctico que requerirá para las materias que prosiguen en el programa, y llevan al estudiante al tedio y la falta de interés hacia una cátedra que representa un pilar ineludible en la carrera.

Sería obviamente ideal contar con materiales suficientes para las prácticas en el área de anatomía, pero esa es una realidad inconstante.

Más allá de la dificultad para conseguir cadáveres suficientes para las prácticas, es importante innovar en el sentido de mejorar la calidad del sistema para la puesta en marcha de las clases, se torna fundamental buscar recursos que optimicen la obtención de un aprendizaje significativo por parte de los estudiantes.

La utilización de las técnicas de diafanización y de la plastinación como recursos estratégicos para la adquisición de saberes significativos en la cátedra de Anatomía, es una idea que busca lograr que los estudiantes se involucren en el estudio de la materia desde un punto de vista teórico- práctico y que desarrollen sus capacidades de investigadores natos, que más allá de asistir a las clases puedan continuar con el proceso de estudio e investigación constante, debido a los cambios que la técnica aplicada provoca y a los procesos que la misma exige que se desarrollen, los estudiantes podrán compartir experiencias grupales que no siempre serán satisfactorias pero deberán luchar con las dificultades, ya que sobrellevar el protocolo que exige la técnica de manera individual, sería más complicado, y así se pueden nombrar varios beneficios más que este método puede otorgar como recurso de apoyo. Además de innovar, espera ser de gran ayuda para los demás docentes implicados en áreas relacionadas que puedan valerse de los modelos diafanizados y plastinados para amenizar sus clases.

Es importante mencionar también que emplear piezas resultantes de estas técnicas para la enseñanza permite reemplazar el uso de la conservación de piezas a base de formaldehído, evitando la exposición al mismo y sus efectos nocivos para la salud. Acevedo-Arroyave, Rojas, & Velásquez (2018).

## VII- LA PROFE DE ANATOMÍA...

Los estudiantes deberían escribir este capítulo, ya que no hay nadie que pueda opinar sobre un docente con más propiedad que aquel estudiante que estuvo en su clase. Por supuesto se habla en el sentido de la crítica constructiva y no para dar paso a otras opiniones que no aportan al proceso de crecimiento desde ningún paradigma.

Como lo decía un favorito, "Enseñar no es transferir conocimientos, sino crear las posibilidades para su propia producción o construcción", con esta frase Paulo Freire pretende dejar en claro que el docente ya no puede ser un simple canal por el cual transita la información para ser depositada en los estudiantes, sin haber motivado en el transcurrir algún cambio, algún evento de mejora, de reestructuración, de crecimiento, que de ser posible involucre a ambas partes.

Cada docente es, a partir de su labor, admirable y respetable, no existe ninguna intención de desmeritar a ninguno con lo siguiente.

Pero es de destacar que aquel docente que acepta el reto de enseñar anatomía, no solo elabora las clases y desarrolla todo el contenido teórico que le corresponde a la asignatura, también organiza los grupos de prácticas para que esa teoría pueda ser descripta en físico, los anima a innovar dentro del proceso de aprendizaje para crecer juntos, motiva en cada clase a los estudiantes para que sigan investigando a pesar de que se sienten confundidos y cansados, por los contenidos extensos, la terminología desconocida, la incertidumbre respecto a si serán capaces de culminar la materia, y muchas otras inquietudes que cada estudiante presenta.

La profe de anatomía es esa docente que inspiró a una estudiante a ser no sólo una buena profesional del área de las Ciencias Veterinarias, sino además y hasta ahora, a ser una educadora constante, a formarse y a confiar en cada uno de sus estudiantes, a dar lo mejor de sí misma, no para recibir nada a cambio, porque lo realmente anhelado ya lo recibe al tener la posibilidad de transformar vidas y liberar a través de la educación.

## REFERENCIAS BIBLIOGRÁFICAS


- Acevedo-Arroyave, Luis Miguel, & Rojas, Manuel Andrés, & Velásquez, Juan Manuel (2018). Técnica de plastinación de la Universidad de Antioquia: una adaptación del método estándar alemán. Iatreia, 31(3),ISSN: 0121-0793. Disponible en: https://www.redalyc.org/articulo.oa?id=1805/180558453001

- Ausubel, D.P. (1963). The psychology of meaningful verbal learning. New York: Grune & Stratton. —— (1968). Educational psychology: a cognitive view. New York: Holt, Rinehart and Winston. —— (2000). The acquisition and retention of knowledge. Dordrecht: Kluwer Academic Publishers. —— (2003). Aquisição e retenção de conhecimentos. Lisboa: Plátano Edições Técnicas. Tradução do original The acquisition and retention of knowledge (2000).

- Bravo, H. & Insunza, O. (1995). Evaluación de algunos programas computacionales en la enseñanza de la anatomía y neuroanatomía dc la Facultad de Medicina de la Pontificia Universidad Católica de Chile. Rev. Chil. Anat., 13(1):79-86.

- BRAVO, H.(2006). Plastinación, una herramienta adicional para la enseñanza de la Anatomía. Int. J. Morphol., 24(3):475-480.

- Concha, I. (2006). Diafanización. Universidad Santo Tomas: Unidad de Anatomía veterinaria. Recuperado de www.anato.cl/global/9-tecanatomicas/diaf/9Agd0001.pp

- Cortés-Delgado, N., Pérez-Torres, J., Mario H. (2009). Staining Procedure of Cartilage and Skeleton in Adult Bats and Rodents. International Journal of Morphology; 27(4): 1163-1167.

- Carlos Alberto Venegas Cortes., Ernesto Andrés Dalmau Barros., Carlos Andrés Trujillo Jurado., César Augusto Díaz Rojas. (2013). La técnica de plastinación por corrosión: realidad posible . R1ev. Med. Vet. ISSN 0122-9354: N.º 25. páginas 109-117.

- Correa Alarcón, Flavio (2005). Conservación de piezas anatómicas en seco mediante el método de prives. REDVET. Revista Electrónica de Veterinaria, vol. VI, núm. pp. 1-7 Veterinaria Organización Málaga, España.
- Fonseca-Matheus Johanna. (2017). La técnica de plastinación, sus fundamentos y alternativas de menor costo. Gaceta de Ciencias Veterinarias Vol. 22 N° 2 pp. 43-47.
- Gil, F., Ramírez-Zarzosa, G., Latorre, R., López-Albors, O., Ayala, Mª.D., Orenes, M., Albarración, J., Vázquez, J.Mª. (Toledo, 2009). Museo Anatómico Veterinario de la Universidad de Murcia: Implantación de nueva base de datos para la creación de una biblioteca de órganos. Trabajo presentado al XV Congreso Nacional de Historia de la Veterinaria y VI Iberoamaricano de Historia de la Veterinaria Publicado en el libro de actas, pp. 141-144.
- González, Herrera y Zurita (2008). Diseño curricular basado en competencias y aseguramiento de la calidad en la educación superior. Centro Interuniversitario de Desarrollo
- Gunther Von Hagens. Body Worlds. Guía del alumno- 8.)
- Inzunza, O. & Bravo, H. (1999). Impacto de dos programas computacionales de anatomía humana en el rendimiento del conocimiento práctico de los alumnos. Rev. Chil. Anat., 17(2):205-9.
- Jiménez Mejía, Ricardo; Isaza Castro, Óscar. (2005). Iatreia, vol. 18, núm.pp. 99-106. Plastinación, una técnica moderna al servicio de la anatomía. Universidad de Antioquia Medellín, Colombia.

- Morales Salas, Rubí Estela (2018).SP-311. La planeación de la enseñanza-aprendizaje, competencia que fortalece el perfil docente / The planning of the instruction- learning, competence that strengthens the educator profile.VL-8 DO-10.23913/ride.v8i16.343. RIDE Revista Iberoamericana para la Investigación y el Desarrollo Educativo
- Murillo Pacheco, Hortensia (2010). Misión del docente: propiciar en el estudiante aprendizajes específicos. Enfermería Universitaria, 7 (4), 42-52. [Fecha de consulta 2 de junio de 2020]. ISSN: 1665-7063. Disponible en: https://www.redalyc.org/articulo.oa?id=3587/358741836007
- Pérez, H. M. A., Sánchez, F. M. (1983). Técnicas de estudio del endoesqueleto de peces. Laboratorio de vertebrados. Área de zoología. Universidad Autónoma Metropolitana-Iztapalapa. México D.F
- Prieto, Ruth, Vargas, Claudia Andrea, Veuthey, Carlos, Aja-Guardiola, Santiago, & Ottone, Nicolás Ernesto. (2019). Conceptos Fundamentales del Protocolo Modificado de Plastinación a Temperatura Ambiente con Silicona, con Posterior Pigmentación, y su Aplicación para la Conservación de Placenta Humana. International Journal of Morphology, 37(1), 369-374.
- Reyes Ríos, V. d., & Vanesa del Carmen, A. A. (2012). Diafanización de embriones de Codorniz como experiencia didáctica. Primer Congreso Virtual de Ciencias Morfologicas. Congreso llevado a cabo en la Universidad Nacional de Córdoba, Argentina. Recuperado de http://www.morfovirtual2012.sld.cu/index.php/morfovirtual/2012/paper/view/109

- Rodríguez, C. F. (2012). Diafanización: Técnica modificada por rojo carmín. Laboratorio de Investigación y Taller de Anatomía, Facultad de Ciencias Médicas, Universidad Católica de Cuyo. Rivadavia, Argentina.
- Romero Reverón, Rafael. (2013). Rufus de Éfeso (I d.C.), Médico y Anatomista Greco-romano. *International Journal of Morphology*, *31*(4), 1328-1330.
- REJALA, Romina et al. La diafanización como alternativa metodológica para el estudio anatómico de un pez. Revista Científica Estudios e Investigaciones, [S.l.], v. 8, p. 207-208, dic. 2019. ISSN 2523-6113. Disponible en: <http://revista.unibe.edu.py/index.php/rcei/article/view/463>.
- Tejeda D. Rafael. 2013. La formación basada en competencias en la Educación Superior
- Tejeda y Sánchez, 2012. La formación basada en competencias en la Educación Superior desde una perspectiva integradora. Didasc@lia: Didáctica y Educación. ISSN 2224-2643
- Marcos Valenzuela O., Camila Azocar S.; Krystel Werner F., Eduardo Vega P. & Fabio Valdés G. (2012). Experiencia en Plastinación con Resina Poliéster P-4 para Cortes Anatómicos. Int. J. Morphol., 30(3):810-813.
- Vélez-García, Juan Fernando, & Ruiz-Lozano, Robinson. (2017). Reflexión sobre los Procesos de Enseñanza-Aprendizaje de la Anatomía Veterinaria. International Journal of Morphology, 35(3), 888-892.

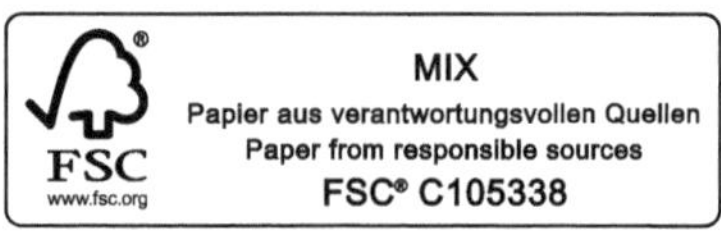


Printed by Books on Demand GmbH, Norderstedt / Germany